UNION DES FEMMES DE FRANCE

—✦—

COMITÉ DE CETTE

—◦◦❖◦◦—

CONFÉRENCE

SUR

LE FROID ET LES FROIDURES

PAR

Le Docteur J.-M. PETIT

MÉDECIN A L'HOPITAL CIVIL ET MILITAIRE

—✦❋✦—

CETTE
Imprimerie et Lithographie du Commerce A. CROS, quai de Bosc, 5.
—
1892

CONFÉRENCE

SUR

LE FROID ET LES FROIDURES

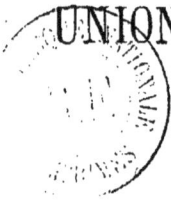

UNION DES FEMMES DE FRANCE

COMITÉ DE CETTE

CONFÉRENCE

SUR

LE FROID ET LES FROIDURES

PAR

Le Docteur J.-M. PETIT

MÉDECIN A L'HOPITAL CIVIL ET MILITAIRE

CETTE

Imprimerie et Lithographie du Commerce A. CROS, quai de Bosc, 5.

1892

CONFÉRENCE

LE FROID ET LES FROIDURES

MESDAMES,

Jusqu'à ce jour, ce n'était pas sans être tourmenté
par une certaine crainte que je me présentais devant
vous. Je ne sais quelle timidité naturelle et surtout
quelle défiance me faisaient redouter un auditoire aussi
peu commun et qu'un hasard malicieux s'est plu à
mettre sur ma route. La défiance venait de moi, étant
trop persuadé que je n'avais ni les qualités nécessaires
ni une autorité suffisante pour cet enseignement. Je
comptais y suppléer par un bon vouloir illimité et par
un travail en rapport avec la difficulté de la tâche. Je
voulais par là me faire pardonner l'insuffisance des
moyens. Malgré vos encouragements, malgré votre

bienveillante indulgence, cette défiance de moi-même persiste toujours, mais la timidité me semble avoir un peu disparu. Peut-être est-ce l'effet de l'accoutumance, pardonnez-moi ce terme, mais je crois plutôt qu'il faut en rechercher la cause dans l'évanouissement de quelques idées téméraires qui s'étaient glissées dans mon esprit. Je craignais (qui peut se flatter de n'avoir pas de mauvaises pensées), je craignais qu'on ne vienne chercher ici plutôt un sujet de distractions, une matière à caquets et je redoutais sur vos physionomies éveillées ce plissement du coin des lèvres, symptôme redoutable, ce sourire moqueur si prompt à éclore et qui, plus que tous les dangers, me pénètre de frayeur. L'évènement a dissipé mes craintes et je me suis rassuré. Je n'ai trouvé ici qu'une curiosité de bon aloi, un très grand désir de s'instruire, et je me suis bientôt aperçu que si les sourires éclairent les visages, une encourageante indulgence les fait naître. C'est là le secret de mon retour parmi vous et la raison qui, malgré un naturel impressionnable et craintif, me fait poursuivre ces modestes leçons.

Je vous parlerai aujourd'hui du froid et de ses effets sur l'organisme. Le sujet vous paraitra bien glacial et susceptible de jeter un froid sur cette réunion. Je tâcherai de l'animer cependant et j'y serai encouragé par le feu de vos regards.

C'est un sujet d'actualité à cause de la saison où nous

sommes et aussi parce que, de nos jours, la guerre n'a plus de saison, elle se fait aussi bien l'hiver que l'été. Or, les accidents provoqués par le froid se développent surtout dans les armées en campagne.

Autrefois, par une sorte d'accord tacite, les belligérants cessaient les hostilités à l'entrée de la mauvaise saison, les armées prenaient alors leurs quartiers d'hiver. C'est-à-dire qu'après s'être entre détruits pendant le printemps, l'été et une partie de l'automne, les adversaires en présence s'établissaient commodément dans quelque riche province, où parfois ce repos était pire que la guerre.

Sous Louis XIV et Louis XV, cela était réglé en quelque sorte comme l'étiquette de la cour. L'hiver était réservé aux fêtes. Les officiers principaux quittaient les camps pour se rendre à Versailles, les soldats se reposaient de leurs fatigues en maraudant à qui mieux mieux. La belle saison venue, on reprenait les hostilités.

La Révolution de 1789 qui changea la face de tant de choses, révolutionna aussi la façon de faire la guerre. On commença, vu les nécessités du moment, à ne plus se préoccuper tant de la saison. On se battit l'hiver comme l'été et tellement que, pendant le formidable hiver de 1795, on put voir la chose la plus fantastique que la guerre ait fait naître. Profitant de la glace qui couvrait le Zuiderzée, notre brave cavalerie s'empara de la flotte Hollandaise au Texel. A partir de ce moment les campagnes d'hiver se succèdent et dans toutes, le froid fit plus de victimes que le fer et le feu réunis.

On se demande, en considérant la marche des choses, s'il ne faut pas regretter le bon vieux temps. Il semble qu'on avait un plus grand souci de l'humanité, s'il est permis de parler d'humanité quand on parle de guerre. On craignait d'ajouter aux ravages du fer et du feu ceux qui résultent des rigueurs de l'hiver. De nos jours, on se préoccupe moins des pauvres soldats et davantage des choses de la politique. On se mitraille l'hiver et l'été, comme si ce n'était pas assez des effets destructifs des armes qu'on veuille y ajouter ceux des saisons. Et comptez que jadis il n'était pas question des énormes agglomérations d'hommes que l'on verra en ligne dans la prochaine guerre.

Si elle donne lieu à une campagne d'hiver, on n'aura jamais vu de catastrophe comparable à ce qui arrivera dans ces conditions. Un grand médecin anglais, Sydenham, accusait le froid d'avoir causé plus de maux que la guerre, la peste et la famine, c'est alors qu'on pourra le dire avec plus de raison.

C'est surtout en prévision d'une éventualité de cette nature que j'ai choisi le sujet que je vais traiter devant vous.

Les effets produits par le froid sur l'organisme ont de tout temps attiré l'attention des médecins. Mais ils n'ont été étudiés d'une façon réellement scientifique

que depuis les guerres du commencement de ce siècle, surtout par les chirurgiens militaires, mieux placés que personne pour observer des cas nombreux et variés. La matière ne leur a pas manqué pendant les campagnes de 1795, 1805, 1806, 1812, 1837, 1854-1855 et plus récemment pendant la guerre Franco-Allemande.

Le mot *Froid* n'a aucun sens absolu. Il ne constitue pas une entité spéciale. C'est une manière d'être particulière du calorique. C'est seulement une chaleur moindre, une simple relation entre deux corps de température différente. On est convenu d'admettre que le froid est en raison directe de l'abaissement du degré thermométrique bien qu'on puisse éprouver la sensation de froid à des températures diverses et bien qu'il n'existe pas dans le sens qu'on attache à ce mot.

Il est difficile de dire jusqu'à quel degré le corps humain peut être impunément soumis à cet agent. L'influence de l'abaissement de la température est moins importante qu'on ne pense communément. Le refroidissement est loin d'être proportionnel au degré du thermomètre. Une foule de circonstances en modifient les manifestations.

Dans de bonnes conditions, l'homme peut supporter des températures extrêmement basses sans en souffrir beaucoup.

Les relations des navigateurs pôlaires sont très

instructives à cet égard. Les équipages de Dumont
d'Urville, dans son voyage de découvertes au pôle sud,
ont éprouvé des températures de 40 degrés au-dessous
de zéro sans autres inconvénients que quelques oph-
thalmies et un peu de scorbut. Or, sachez qu'à ce point
le mercure se congèle dans le thermomètre. Pour des
températures plus basses, il faut employer le thermomètre à alcool. Sir John Ross, William Parry, le
baleinier Scoresby ont supporté au pôle nord des froids
de 40, 50 degrés sans en souffrir outre mesure. Fran-
klin dans son voyage d'exploration de la côte nord de
l'Amérique, a vu la température descendre à 50 et le
capitaine Back, son compagnon, l'a vu atteindre 56 et
même 60. Ce sont des températures exceptionnelles
auxquelles on ne pourrait longtemps résister. En
France, on a noté des hivers extraordinaires, je vous
citerai celui de 1408 sous Charles VI. Le greffier de la
grand'chambre au parlement déclare ne pouvoir
enregistrer les arrêts, l'encre gelant dans les encriers
et au bout de sa plume, malgré le feu entretenu dans
la chambre. La température la plus basse a été notée
à Pontarlier, le thermomètre est descendu à 31,5.

L'état de l'atmosphère influe beaucoup sur le degré
de tolérance de l'organisme vivant. Le vent est une
chose qui rend le froid aussi peu supportable que
possible. Nous en savons quelque chose dans ce pays
où il serait presque inconnu sans cet affreux mistral

qui nous pénètre jusqu'à la moëlle. Par ce qui se passe dans ce doux climat, jugez de ce qui peut arriver dans les contrées où l'on voit jusqu'aux mers se geler. Dans un de ses hivernages au milieu des glaces du pôle, à l'île Melville, en 1819-1820, William Parry faisait promener ses hommes au grand air, sans inconvénients, par un froid de 46°, le temps étant calme. Il leur était impossible de rester dehors avec 20 degrés de moins quand la brise se levait.

L'humidité de l'air rend le froid plus pénétrant et plus dangereux. Elle prédispose aux gelures parceque l'impression est plus persistante. Les accidents sont plus fréquents quand on porte longtemps des chaussures ou des vêtements mouillés. A la bataille d'Eylau, pendant que l'air était sec, on remarqua peu de malades, mais lorsque la température s'élevant, les neiges fondirent un peu, les ambulances furent vite encombrées de malheureux soldats atteints de gelures à tous les degrés. Le professeur Tédenat, dans un travail remarquable, rapporte que pendant l'hiver de 1879-1880, on en observa beaucoup parmi les ouvriers chargés d'enlever la neige des rues à Paris.

La résistance que l'homme peut opposer à l'action du froid tient aussi à une foule de conditions individuelles. L'alimentation vient en premier lieu. Selon qu'il est bien ou mal nourri, l'homme résiste davantage. Les explorateurs pôlaires ne l'ignoraient pas. Aussi ils s'attachaient à entretenir la santé de leurs équipages par une nourriture abondante. Pendant l'hivernage, Parry faisait doubler les rations de vivres. Comme il savait aussi que l'état du moral influe beaucoup sur le physique, il avait établi à bord un théâtre destiné à répandre la gaîté parmi ses hommes. Grâce à ces précautions, malgré les froids épouvantables de quatre hivers passés au milieu des glaces, il eut peu de pertes à déplorer.

Cette influence des privations et du moral se montra d'une manière bien funeste en 1812 pendant la désastreuse retraite de Russie. Le froid ne dépassa pas 25 et cependant on ne compta pas les victimes. D'une armée de 450,000 hommes, on vit rentrer 80,000 hommes à Wilna et dans quel état? Le fer et feu avaient la plus petite part dans le nombre des disparus, la plus grande revenait à la rigueur de la température aidée des privations, du manque de vêtements et de la démoralisation inséparable de la défaite.

Les vêtements préservent le corps des effets du froid. La meilleure raison à invoquer pour expliquer pourquoi le nez, les oreilles, les mains sont très fréquemment atteints de gelure, c'est que ces parties sont à découvert.

Enfin, l'immobilité, est une cause de refroidissement. On a vu de pauvres soldats tomber morts après une heure ou deux d'exposition à un froid très vif.

L'illustre Larrey rapporte qu'à Borrizow dans cette retraite fatale à laquelle il faut toujours revenir et dont il fut un des héros, il raconte, dis-je, que les soldats qui avaient la bonne habitude de se mouvoir étaient moins en danger, le mouvement prévenait l'engourdissement. Ceux qui étaient portés dans des voitures étaient saisis par le froid, jetés dans un état de torpeur paralytique suivi fatalement de la mort.

C'est en effet sur les centres nerveux que le froid porte son action d'une manière particulière et par ceux-ci sur l'appareil circulatoire. Les malheureux qu'il saisit semblent hébétés, égarés, le langage devient difficile, la démarche chancelante, en quelque sorte automatique, ils sont indifférents à tout ce qui se passe autour d'eux. Puis, peu à peu, l'activité musculaire s'affaiblit, ils chancellent comme des gens pris de boisson, la faiblesse augmente progressivement, les yeux s'obscurcissent, les idées s'en vont et ils tombent pour ne plus se relever. L'engourdissement survient, alors rien ne peut sortir de sa torpeur l'infortuné que le froid glace, une tendance invincible au sommeil se manifeste et la mort vient terminer la scène.

Cette torpeur, cette tendance au sommeil sont des symptômes terribles. Il est impossible de s'y soustraire. Comment pourrais-je mieux vous le montrer qu'en vous rappelant le fait du docteur Solander, un des compagnons du capitaine Cook. Surpris par le froid

sur les rivages déserts et glacés de la terre de feu,
remarquez l'ironie des mots, il exhortait ses hommes
à se mouvoir, à s'agiter. « Qui s'assied, s'endort ; qui
s'endort, meurt,» leur disait-il. Et lui-même, plus tard,
vaincu par la rigueur de la température, lui-même
se couchait sur la neige, suppliant son ami Banks
d'avoir l'âme assez sensible pour le laisser dormir.
Il dut la vie à ce dernier qui, sans tenir compte de
ses supplications, le tira du sommeil où plusieurs de
ses compagnons trouvèrent la mort.

La mort par le froid n'est pas très cruelle. Elle survient après une sorte d'anesthésie semblable à celle
qui se produit dans l'asphyxie par l'acide carbonique.
Les forces vitales s'éloignent peu à peu et l'insensibilité absolue précède l'extinction de la vie.

En vous parlant des effets généraux du froid, j'ai fait
une petite incursion dans le domaine de la médecine
que vous me pardonnerez. Je ne pouvais guère vous
entretenir de ses effets locaux sans dire un mot de ses
effets généraux.

L'action locale du froid est ce qui intéresse le plus
au point de vue chirurgical et dans les armées en campagne, c'est ce dont on a le plus à se préoccuper du-
rant la saison rigoureuse.

Au moyen d'expériences bien conduites, on a pu
suivre pas à pas les effets progressifs de l'abaissement
de la température sur les divers tissus de l'organisme.

On a employé dans ce but divers mélanges de certaines substances, glace et sel marin par exemple, neige et acide nitrique, etc., etc.

Le froid naturel le plus violent qu'on ait pu constater me paraît être celui que le capitaine Back a noté au nord de l'Amérique, 60°.

Expérimentalement on a pu reculer cette limite de beaucoup. Ainsi un mélange de huit parties de neige et de huit parties d'acide sulfurique fait tomber le thermomètre à 68. Un savant anglais a réussi à obtenir les températures invraisemblables de 77, 80, 85, 90, 107 et même 110 au-dessous de zéro, par l'évaporation dans le vide d'un mélange d'acide carbonique solide et d'éther.

Il ne m'est pas possible de vous montrer ces résultats scientifiques, il me faudrait un attirail encombrant et ce serait une démonstration hors de proportion avec le but de ces leçons. Cependant, je peux vous faire voir les effets du froid sur le corps humain. La chimie m'en fournira les moyens. La science n'a pas de limites et sait se plier à toutes les exigences.

Il existe, Mesdames, une certaine classe de composés chimiques, des éthers, des hydrocarbures, dont l'évaporation produit un abaissement de température remarquable. En se vaporisant, ils absorbent une énorme quantité de chaleur qui est cause de ce résultat. L'éther sulfurique que vous connaissez toutes est dans ce cas. J'ai choisi pour ces expérieuces un autre corps, l'éther chlorhydrique, dont l'action est plus intense et surtout plus rapide. C'est un liquide incolore, très mobile, d'une odeur agréable. Il bout à 11 degrés au-dessus de zéro, c'est à-dire, que si le vase où il est contenu était à large goulot et ouvert, dans cette atmosphère surchauffée, il n'en resterait pas une goutte au bout de quelques secondes.

Il peut produire, en s'évaporant, un froid qui dépasse 30 degrés au-dessous de zéro. Malgré la température qui règne ici, il m'est facile de vous montrer ce résultat.

Voici un flacon à ouverture capillaire contenant du chlorure d'éthyle. Je le prends dans la main dont la chaleur détermine la production de vapeurs qui chassent le liquide au dehors. Je dirige le jet sur la boule de ce thermomètre et pour aller plus vite, j'active l'évaporation en soufflant dessus. En même temps que le degré s'abaisse très rapidement, vous voyez se produire un phénomène remarquable. Au fur et à mesure que je souffle, la neige se dépose sur le verre et sur le bois. C'est la vapeur d'eau contenue dans l'air respiratoire qui, sous l'influence du froid, se condense et se dépose sous forme de petites particules de glace. Après quelques secondes, vous pouvez vous en rendre compte, le thermomètre se trouve à 30 degrés au-dessous de zéro.

Cette propriété du chlorure d'éthyle va me per-

mettre d'exécuter devant vous une gelure artificielle.
Je ferai cette fois l'expérience sur moi-même. J'y
gagnerai une engelure désagréable sans doute, mais
agréable aussi parce que ses picotements me rappell-
léront les moments délicieux que j'aurai passés au
milieu de vous. Que ne souffrirait-on pas, d'ailleurs,
pour obtenir seulement un sourire approbateur.

Je dirige donc le jet sur le dos de la main et j'active
l'évaporation en soufflant dessus. Peu à peu une sensation de froid se produit, un sentiment de brûlure lui
succède suivi de douleurs s'irradiant dans tous les sens.
A la longue, une sorte d'engourdissement arrive, qui va
en augmentant jusqu'à l'insensibilité complète. A ce
moment, la partie semble ne faire plus partie du
corps. On pourrait couper, piquer, sans éveiller la
moindre douleur.

Comme effets modificateurs des tissus, voici ce qui
se produit. La peau blanchit, devient exsangue, c'est-
à-dire privée de sang. Si l'expérience se poursuit,
elle se transforme en un bloc rigide. Qu'on s'arrête
alors, peu à peu elle redevient souple; elle rougit, la
circulation devient même plus active qu'avant, il se
forme une sorte de congestion qui dure un certain
temps et qui sera plus tard la cause de l'engelure.

C'est là le premier degré de la gelure. Si on pousse
l'expérience plus loin, la congestion sera suivie d'une
véritable inflammation. La peau se fendillera, restera

gonflée, boursoufflée, couverte de bulles pleines de
sérosité et suppurera même. C'est le deuxième degré.
L'action du froid continue-t-elle ? La circulation dispa-
rait complètèment, ne se rétablit plus, la partie est
insensible, sans vie et par la suite se sépare peu à peu
de l'organisme, elle est frappée de gangrène. C'est le
troisième degré.

Les sentiments généreux que je vous connais m'épar-
gneront le désagrément de pousser l'expérience jusque
là. Cela demanderait d'ailleurs un temps très long et
n'aurait aucun résultat pratique.

On peut donc diviser les lésions produites par le
froid en trois degrés. Cette division est la plus générale-
lement adoptée, elle rend bien compte des phénomènes
observés.

Le premier degré, c'est la vulgaire, mais désagréable,
très désagréable engelure. C'est cette peste qui transforme vos doigts mignons, ces doigts fins et déliés, en
une masse rougeâtre, cylindrique, informe. Qui ne connaît cette détestable manifestation de l'hiver. Tous les
ans, dans nos pays où le froid n'est jamais bien vif,
les doigts, le nez, les oreilles se gonflent, deviennent
rouges, violets presque bleus ; ils sont le siège d'un
picotement, d'une démangeaison atroces surtout quand,
après une exposition à l'air vif, on pénètre dans un
appartement chauffé. C'est alors un supplice intolérable.
La distension des tissus rend les chaussures insuppor-

tables. On ne sait où se mettre. On recherche le froid et le retour de la chaleur ramène le même supplice. Parfois le gonflement arrive à un tel degré que l'épiderme se fendille, il se forme des crevasses longues à guérir qui ajoutent un tourment de plus. Parfois cette rougeur bleuâtre persiste très longtemps après la guérison au grand désespoir des personnes atteintes. Le professeur Billroth, de Vienne, rapporte le fait d'un jeune homme, très joli garçon, dont le nez, par le fait d'une engelure, resta rouge et enflé sans que rien puisse le guérir. Dans la plupart des cas cependant, tout rentre dans l'ordre, sans laisser de traces, quand la température devient plus clémente.

Dans le deuxième degré de la gelure, les modifications des tissus deviennent plus profondes. Il se produit une sorte de vésication. Il semble qu'un vésicatoire ait été appliqué sur la partie gelée pendant un temps plus ou moins long. La peau est beaucoup plus enflée, luisante, elle se boursouffle, l'épiderme se soulève en cloches contenant un liquide jaunâtre, parfois sanguinolent. Au dessous se forment des ulcères larges, sanieux. Ces plaies sont opiniâtres, lentes à guérir, parfois très douloureuses. On les voit se produire plus particulièrement au niveau des points comprimés par les chaussures, ou bien quand on touche sans précaution un objet métallique exposé à un grand froid. Le chirurgien de l'*Hécla*, un des navires de Parry, nous rapporte à ce sujet un fait bien instructif. Un matelot nommé Smith était en observation dans un poste qu'on avait construit pour servir de vigie. Tout à coup le feu se déclara dans la baraque. Il voulut sauver de l'incendie un instrument très important dont il connaissait la valeur. Il le saisit sans prendre le temps de mettre ses gants de peau de Renne et le transporta tout courant jusqu'au navire. Quand il fallut le lâcher, la chair resta après le métal et le malheureux Smith, victime de son dévouement dut subir l'amputation des doigts de la main.

Les lésions du troisième degré des gelures sont les plus terribles. C'est ici que la situation des malheureux atteints est vraiment lamentable et digne de pitié. Le phénomène dominant est la gangrène, mot et chose terribles qui éveillent toute une suite d'idées lugubres et frappent l'esprit de terreur.

Les tissus exposés à un froid violent et prolongé ne laissent plus d'espoir d'un retour à la vie. Il pâlissent, progressivement le sang se retire, ils deviennent insensibles et se dessèchent. Il se produit alors une momification, c'est la gangrène directe ou gangrène sèche. La partie atteinte se sépare du reste du corps. Dans d'autres cas, il se forme un travail réactionnel qui aboutit à la gangrène humide. Les tissus se ramollissent, se tuméfient, deviennent livides, noirâtres, couverts de phlycténes remplies d'une sanié de couleur foncée, ils se désorganisent peu à peu et se réduisent en un putrilage absolument infect.

Il existe tous les degrés de gangrène. Elle peut-être superficielle, profonde, totale, amputatrice. Dans ce dernier cas, tous les tissus sont atteints, le membre frappé de mort tombe comme s'il eut été amputé. On l'a vue se produire chez les bûcherons du Canada exposés parfois pendant plusieurs jours à des froids invraisemblables.

Dans la gangrène par l'action du froid, il n'y pas de limites bien nettes. Quand la réaction se produit, des parties qu'on croyait préservées se sphacèlent peu après par suite des modifications profondes subies et incompatibles avec la vie des tissus. La réaction est donc une chose fort à craindre. Elle différencie les brûlures des gelures. Il y a entre ces deux sortes de lésions de grandes analogies. Mais il y a cette différence que les premières sont limitées d'emblée, le mal ne dépasse pas la partie que le feu a touchée. Le froid la plupart du temps, devient dangereux par la réaction qu'il provoque et la limite de ses effets ne se voit que plus tard. En outre, une partie brûlée est toujours brûlée, tandis qu'une partie gelée, convenablement traitée peut parfaitement revenir à la vie.

C'est une chose qu'on connaît bien dans certains pays où la violence du froid expose les parties découvertes à être facilement gelées. On s'y rend mutuellement le service d'éviter ces accidents par des frictions avec la neige. Il n'est pas hors de propos de rappeler l'aventure arrivée à St-Pétersbourg à notre grande tragédienne Rachel. Comme elle se promenait par un temps très vif dans les rues de cette ville, soudain elle vit un homme s'élancer dans sa voiture et, avant que, suffoquée par la colère, elle ait pu faire un mouvement, l'insolent lui frictionnait le nez avec une poignée de neige et se sauvait sans prononcer une parole. Il est à peine besoin de vous dire si elle pardonna de bon cœur quand elle sut qu'il y allait de la perte de son nez.

Les complications des gelures sont celles de toutes les plaies de mauvaise nature. On peut voir survenir, l'érysipèle, l'infection purulente, la septicémie, les hémorrhagies, le tétanos.

Le froid est un obstacle à la cicatrisation des plaies. La constance dans l'état de la température des milieux où se produisent les échanges nutritifs est une condition nécessaire à la vitalité des éléments anatomiques. Vous savez toutes, Mesdames, qu'une petite écorchure survenue l'hiver met un temps interminable à se guérir, pendant qu'en été, c'est l'affaire de quelques jours. De là, découle ce principe que pour hâter la guérison, il convient d'entretenir autour des plaies une douce chaleur.

J'arrive au traitement des lésions que nous venons

d'étudier et, tout d'abord, je vous dirai quelques mots des conditions générales qui peuvent en préserver l'organisme.

L'alimentation doit être abondante et particulièrement composée d'aliments nutritifs et susceptibles de faire de la chaleur. Les féculents, le beurre, les huiles, les graisses doivent en faire la base. Un estomac à jeun supporte très mal l'abaissement de la température. Il est difficile de se faire une idée des quantités formidables de viande de phoque ou de morse que les Esquimaux peuvent absorber et digérer. Cependant chacun sait qu'elle contient une énorme quantité de graisse. On a observé qu'en hiver les pertes d'une armée sont bien plus considérables quand, au froid, vient s'ajouter la privation de nourriture.

L'alcool est un tonique et un excitant qui peut être utile, mais il faut en user avec parcimonie. « *Bonum vinum lætificat cor hominis.* » Le bon vin met la joie dans le cœur, mais il ne faut pas en abuser. Par les grands froids, il peut produire une torpeur rapidement fatale. Il faut savoir que les ivrognes ne le supportent pas facilement ; après des libations copieuses, ils tombent pour ne plus se relever. Le célèbre Edgar Poe, celui qui a écrit : « *What disease is like alcohol,* » quelle maladie est comparable à l'alcool ; Edgar Poe, dis-je, si l'on en croit la tradition, fut relevé mort, le matin, dans les rues de Baltimore, après une froide nuit d'octobre 1849, pendant laquelle il avait trop donné d'accolades à un flacon de whisky.

Pendant la guerre de Russie, beaucoup de soldats moururent de froid après avoir bu avec excès de l'eau-de-vie.

Le mouvement est un moyen très sur de prévenir le refroidissement. Tout le monde a plus ou moins battu la semelle pour se réchauffer les pieds. L'exercice est une des meilleures manières de lutter contre la rigueur de la température, il produit du calorique. C'est une chose connue de tous et il n'est pas besoin de connaître la théorie de la transformation des forces pour s'en rendre compte. Dans les armées en campagne, les vedettes, les grand'gardes, les blessés sont des victimes désignées d'avance par l'immobilité à laquelle les uns, par devoir, les autres, par nécessité, sont condamnés.

Les vêtements jouent aussi un grand rôle. Ils doivent être de laine, chauds et légers. Les fourrures, malgré leur poids, sont bonnes, mais le poil en dedans. Les chaussures seront souples. imperméables, à semelle épaisse et, s'il se peut, garnies intérieurement de crin feutré. Les membres de l'expédition envoyée en Laponie, au commencement de ce siècle, pour calculer un arc de méridien, supportèrent un froid épouvantable et ne parvinrent à se préserver les pieds qu'en imitant la pratique des Lapons qui les enveloppaient de peau de renne le poil en dedans.

Il peut être bon d'oindre de corps gras les parties du corps qui sont à découvert. Ils diminuent l'évaporation cutanée et s'opposent au contact direct de l'air avec la peau. C'est une chose connue fort anciennement. On cite le fait d'Annibal qui, dans une bataille auprès de Plaisance, fit frotter le corps des soldats avec de l'huile pour « éviter les coups de l'air qui tirait lors, » dit Montaigne. Dans nos pays, où l'affreux mistral est le principal agent du froid, il est bon de frotter la figure, les oreilles, les mains avec de la vaseline neutre et, pour ces dernières, les recouvrir après de gants de peau toujours les mêmes, imprégnés par ce fait du corps gras protecteur.

Les accidents généraux réclament un traitement rationnel. Il convient surtout d'éviter la réaction trop brusque. Gardez-vous donc de faire porter les individus gelés dans un appartement chauffé. La mort peut être le résultat d'une imprudence de ce genre. Pendant la retraite de Russie, à laquelle je reviens souvent, le pharmacien en chef de la garde, Sureau, était arrivé sans encombre à Kowno, transi par le froid. Pour honorer un personnage de cette importance, on crut bien faire en lui donnant la meilleure chambre de l'hôpital, bien chauffée. Cet honneur malencontreux lui coûta la vie. Il n'y était pas plutôt, qu'il se sentit mal, les tissus se boursouflèrent et quelques heures après, il succombait entre les bras de son fils désolé.

« Malheur, s'écrie le grand Larrey, malheur à l'homme engourdi par le froid, s'il entre dans une chambre trop chaude ou s'il s'approche de trop près d'un feu de bivouac. Les parties gelées sont frappées de gangrène dont les progrès peuvent être suivis à l'œil. »

Pour éviter les accidents, il faut employer le calorique avec précaution. Il ne faut pas réchauffer le malade, il faut le dégeler progressivement. Au commencement de ce siècle, pendant l'hiver de l'an X, vingt prisonniers autrichiens retrouvés gelés et en état de mort apparente, après vingt-quatre heures de séjour dans les neiges du Mont-Cenis, furent rappelés à la vie par des frictions énergiques avec la neige fondue. Evitez donc de faire du feu, faites des frictions avec l'eau froide, puis des frictions sèches. Quand la circulation se rétablit, on enveloppera le malade de couvertures, on donnera quelques boissons excitantes en petite quantité, d'abord tièdes, puis chaudes. En somme, comme le dit le professeur Tédenat, « il faut réveiller soit dans l'organisme entier, soit dans les parties gelées la chaleur physiologique sans apport de chaleur artificielle. »

Pour le traitement des gelures locales nous procéderons selon l'ordre que nous avons adopté dans leur classification.

On peut prévenir les engelures, en évitant de se chauffer les mains ou les pieds après un froid très vif.

Quand elles existent, on les traitera par des lotions ou des bains résolutifs froids. L'alcool camphré, l'extrait de saturne, le baume de Fioravanti, le vin aromatique rendent de grands services. J'en dirai de même du cérat saturné, de la vaseline additionnée de teinture de benjoin, de la glycérine, du beurre de cacao. Les glycérolés d'amidon morphiné, soulagent beaucoup. On peut aussi employer avec succès les bains d'alun, d'eau de pavot, d'eau de sureau additionnée de teinture d'opium, d'infusion d'écorces de chêne.

Quand la gelure est passée au deuxième degré, c'est-à-dire quand la peau est excoriée, ulcérée, il faut exécuter des pansements selon les règles que je vous ai données dans une réunion précédente. On lavera les plaies avec de l'eau froide aiguisée de substances propres à favoriser la cicatrisation, alcool vulnéraire, eau phéniquée, etc., etc. On emploira les poudres ou pommades assainissantes et surtout on entretiendra une douce chaleur autour des plaies. Le pansement ouaté permet le mieux d'atteindre ce résultat.

Ces ulcères sont atones, à marche lente, le froid les rend plus difficiles à guérir. Il faut réveiller la vitalité des tissus et nous savons qu'une douce chaleur favorise les processus qui conduisent à la cicatrisation.

Dans les gelures du troisième degré, votre rôle se borne à rester spectatrices et à attendre les décisions de l'homme de l'art. Ici, les lésions ont une importance tellement capitale que le chirurgien devient seul juge de la situation. Je n'en parlerai donc pas et d'ailleurs il est temps d'écouter le conseil de l'ancien : « *Festina ad eventum*, hâte-toi de finir. »

Cependant, Mesdames, on ne me pardonnerait pas de laisser passer cette occasion sans dire à mon tour, un mot de la fête qu'on prépare. Déjà tout s'accorde pour faire augurer une réussite complète. Votre comité s'est multiplié, il a travaillé sans relâche, avec un dévouement sans bornes et digne du grand but que nous poursuivons. Un premier succès, ce ne sera pas le moins important, a couronné ses efforts.

La loterie a réussi au delà de toute espérance, grâce aussi à la générosité de donateurs nombreux, parmi lesquels le premier magistrat du département lui-même. Les autorités de toute catégorie se sont employées à nous aplanir les difficultés avec un empressement auquel nous devons rendre un public hommage. La presse, est-il besoin de faire son éloge ? La presse nous a ouvertes toutes grandes les colonnes de ses journaux. Mais, qui ne sait que la presse de France, quand il s'agit de charité et de patriotisme ne marchande jamais son concours. Il n'est pas jusqu'au représentant de l'Eglise qui, connaissant bien nos sentiments et nos aspirations, n'ait voulu contribuer à la réussite de notre entreprise en mettant à notre disposition une salle pour le tirage de la loterie.

Mais, Mesdames, tout n'est pas terminé là. Tous ces efforts, toutes ces gracieusetés, tous ces précieux concours ne doivent pas rester stériles. Les critiques, les insinuations malveillantes, il faut les dédaigner. On a parlé de rivalités, de jalousies ? A Dieu ne plaise qu'il puisse en exister quand il s'agit de charité ! Si on a voulu parler d'émulation, oui certes nous en avons et beaucoup. Elle est nécessaire, indispensable et peut-être ne sera-t-elle pas étrangère à notre succès. Nous voulons bien faire, mieux s'il est possible. L'intérêt qui nous guide n'est pas une vaine gloriole, mais le plus grand, le plus respectable, l'amélioration du sort de nos soldats.

Poursuivons donc notre but, que rien ne nous détourne. Pas d'abstentions, que chacun apporte sa pierre à l'édifice. Il faut qu'unies dans un même sentiment, toutes, vous veniez, par votre présence, ajouter le dernier et suprême ornement à notre fête. Il faut que vous concouriez toutes à assurer un triomphe qui dès lors n'est pas douteux. On sait assez qu'il suffit de votre participation pour assurer à une œuvre de ce genre le succès le plus éclatant. N'êtes-vous pas des enchanteresses ? Que mon appel soit donc entendu. Venez toutes, faites-vous belles, vous aurez si peu à faire pour cela. Déployez toutes vos séductions, cette fête en retirera un éclat incomparable. Il faut qu'elle soit resplendissante, qu'elle attire l'attention, qu'elle frappe l'imagination. Il faut qu'elle fasse voir combien notre Société est vivace et qu'elle ne perd pas de vue l'objet pour lequel elle a été formée. Il faut que le journal de l'*Union*, si longtemps muet sur le comité de cette ville, porte aux quatre coins de la France les résultats de votre zèle. Il faut que les Femmes de Cette montrent qu'elles ne veulent pas rester en arrière de leurs autres compatriotes. Il faut enfin qu'on sache que dans leurs poitrines un cœur bat enflammé sans cesse par l'amour et la grandeur de la Patrie !

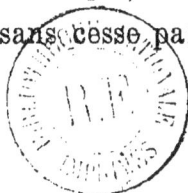

Février 1892.

229

www.ingramcontent.com/pod-product-compliance
Lightning Source LLC
Chambersburg PA
CBHW070748210326
41520CB00016B/4629